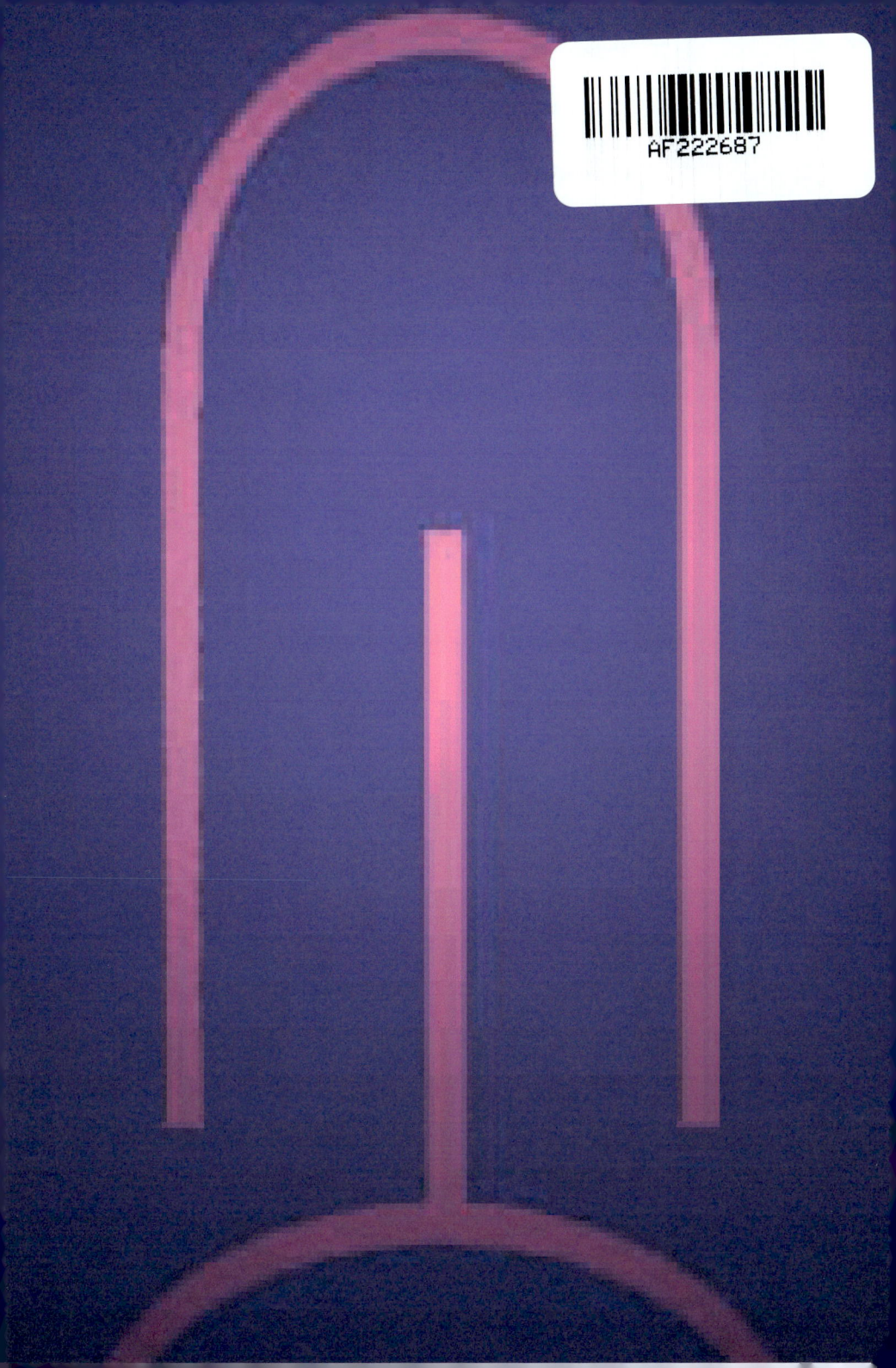

AF222687

Lebensenergieberatung®

Was ist das?
Was kann mir das bringen?

Eine Kurzinformation
von
Barbara Borchert-Best

© 2011 Barbara Borchert-Best
    Herstellung und Verlag:
    Books on Demand GmbH, Norderstedt
    ISBN 978-38423-5104-2

Sei gut zu Deinem Körper,
damit Geist und Seele Freude haben,
darin zu wohnen!

Teresa von Avila (1515-1582)

Mein ganz besonderer Dank
gilt

Alex und David
Hanni
Emma
Erich

und allen, die mich auf meinem
Weg begleitet und unterstützt haben

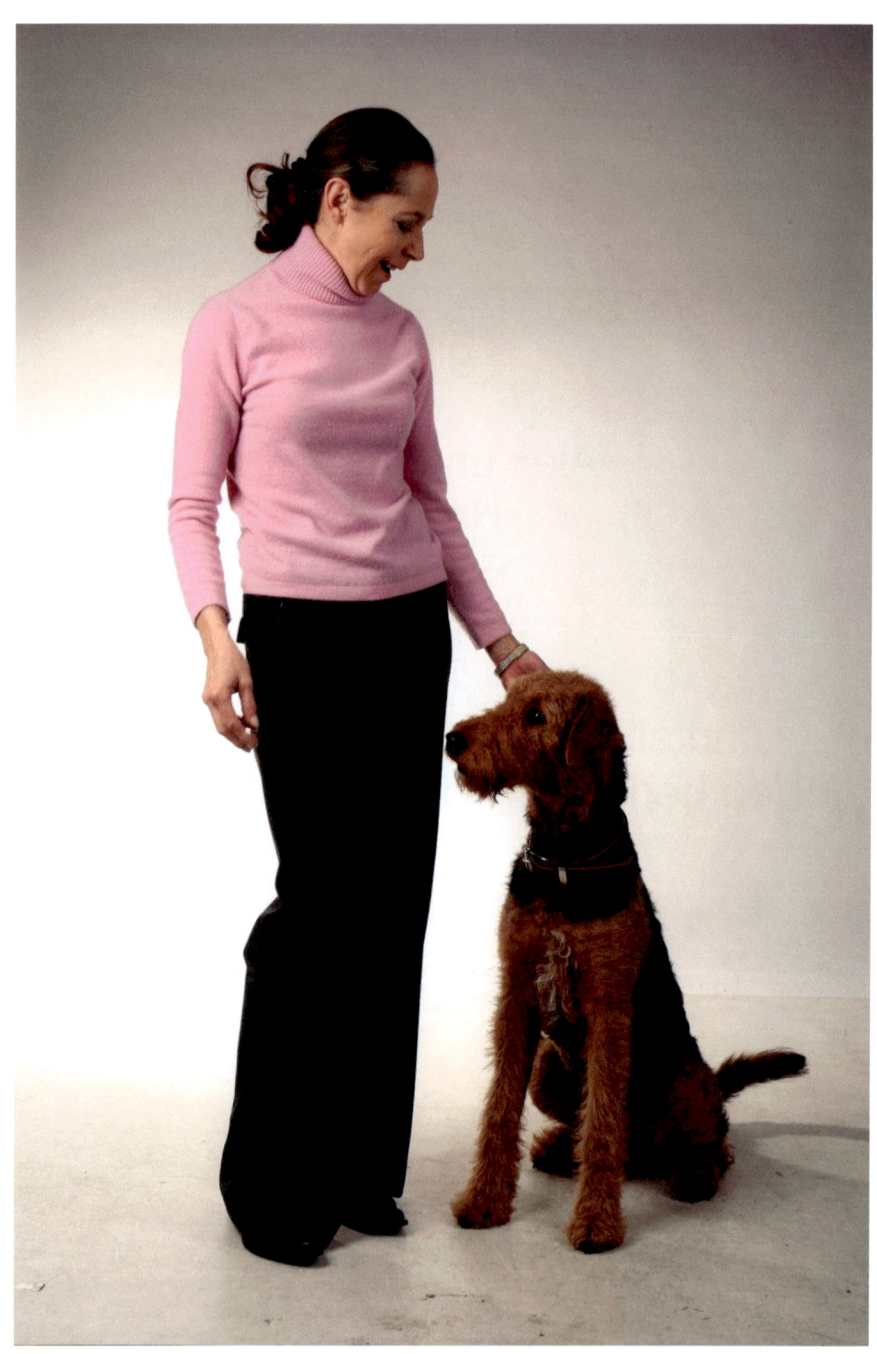

Was, Sie werden noch nicht gecoacht?

Jeder, der es sich leisten kann oder glaubt es sich leisten zu müssen, hat heutzutage seinen Coach, nicht nur Sportler, sondern auch der Manager, der Hundehalter, die überforderte Mutter, die zu Dicken, die zu Dünnen, und und und …..

Gecoacht wird, um besser auszusehen, besser zu reden, besser zu wirken, besser zu verkaufen, besser zu führen, und und und …..

Lebensenergieberatung ist eigentlich auch nichts anderes als die Anleitung (coaching) sein eigenes Leben und seine eigene Gesundheit selbst in die Hand zu nehmen und auf die Signale seines Körpers zu hören und vernünftig darauf zu reagieren.

Nur wir selbst können unsere Gesundheit erhalten oder wieder herstellen. Alles andere, auch die Lebensenergieberatung, kann nur eine Unterstützung hierfür sein. Nur wir selbst können uns wirklich rückhaltlos lieben, was ja bekanntlich die Grundvoraussetzung für alles andere ist.

Und hier haben Sie schon den ersten Tipp aus der Lebensenergieberatung erhalten: Lieben Sie sich selbst.
Sehen Sie in den Spiegel und schenken Sie sich das schönste Lächeln, das Sie zu vergeben haben.
Das steigert nicht nur Ihr Selbstwertgefühl, sondern auch Ihre Lebensenergie.

Und das ist es, was Lebensenergieberatung leistet, sie gibt Ihnen Unterstützung und Anregungen, Ihr Leben und Ihre Energie wieder selbst in die Hand zu nehmen und damit Heilungsprozesse auf allen Ebenen, körperlich, geistig und seelisch einzuleiten.

Also suchen Sie sich einen Coach fürs Ganze, einen Lebensenergieberater.

Und bitte, damit wir uns nicht missverstehen:
Die Lebensenergieberatung kann und will den Rat des Arztes nicht ersetzen. Sie versteht sich vielmehr als Instrument zur Steigerung des allgemeinen Wohlbefindens, zur Gesundheitserhaltung und als Ergänzung medizinischer Therapien.

Was ist Lebensenergie?

Hinweise auf eine, sämtliche Lebensformen durchströmende, Energie findet man seit etwa 5000 v.Chr. (in Indien als „Prana",in China als „Chi", bei den Pythagoräern als „Aura" bezeichnet) und sie ziehen sich durch religiöse Schriften sowie philosophische Überlegungen bis in die heutige Wissenschaft.

Die Möglichkeit elektronische Chips mit natürlichen Zellen zu verbinden (mag man davon halten, was man will) ist nur dadurch möglich, dass diese Zellen durch elektrische Impulse miteinander kommunizieren.

Und nicht nur die traditionelle chinesische Medizin (TCM) geht davon aus, dass der menschliche Körper von Energiebahnen (Meridianen) durchzogen ist. Diese Energiebahnen können wir uns ähnlich wie unsere Blutbahnen vorstellen, sie durchziehen den ganzen Körper und versorgen alle Zellen, alle Organe mit der notwendigen Energie.

Anders als des geschlossene System des Blutkreislaufes jedoch sind diese Energiebahnen nicht auf eine Körperebene und auch nicht auf den physischen Körper beschränkt, sondern stehen in ständiger Verbindung und ständigem Austausch mit unserer Umwelt.

Die Blutbahnen können wir sehen, aber die Energiebahnen doch nicht!

Nicht ganz richtig.

Sehen Sie sich einfach die Menschen in Ihrer Umgebung einmal genauer an.

Da gibt es einige, die strahlen richtig von innen heraus, die Augen leuchten, die Haut ist frisch, die Haare glänzen, da steckt Energie dahinter, und die kann man sehen und auch spüren.

Und dann sind da welche, die schauen griesgrämig, die Haut wirkt grau und fahl, da ist kein Leuchten in den Augen, hier ist die Energie sehr schwach und fließt nicht richtig.

Sie sehen also, jeder kann starke oder schwache Lebensenergien erkennen, auch wenn man das Netzwerk der Bahnen nicht sieht.

Der geschulte Lebensenergieberater ist nun mit Hilfe unterschiedlicher Testmethoden in der Lage die Blockaden (Störungen) im Energiefluss zu finden.

Mittels geeigneter Maßnahmen kann er diese Blockaden lösen. Wenn die Energie in uns wieder ungehindert und richtig fließen kann, steigert das nicht nur unser allgemeines Wohlbefinden sondern es unterstützt das Immunsystem und versetzt unsere Selbstheilungskräfte in die Lage ihre volle Wirkung zu entfalten.

Bei unserer Lebensenergie handelt es sich tatsächlich um elektromagnetische Schwingungen, die durch unseren ganzen Körper laufen. Nicht nur beim „Geistesblitz" zucken elektrische Impulse durch unseren Körper.

Wären wir imstande unsere Energie im kleinen Finger zu bündeln, wir könnten eine Glühbirne zum Leuchten bringen.

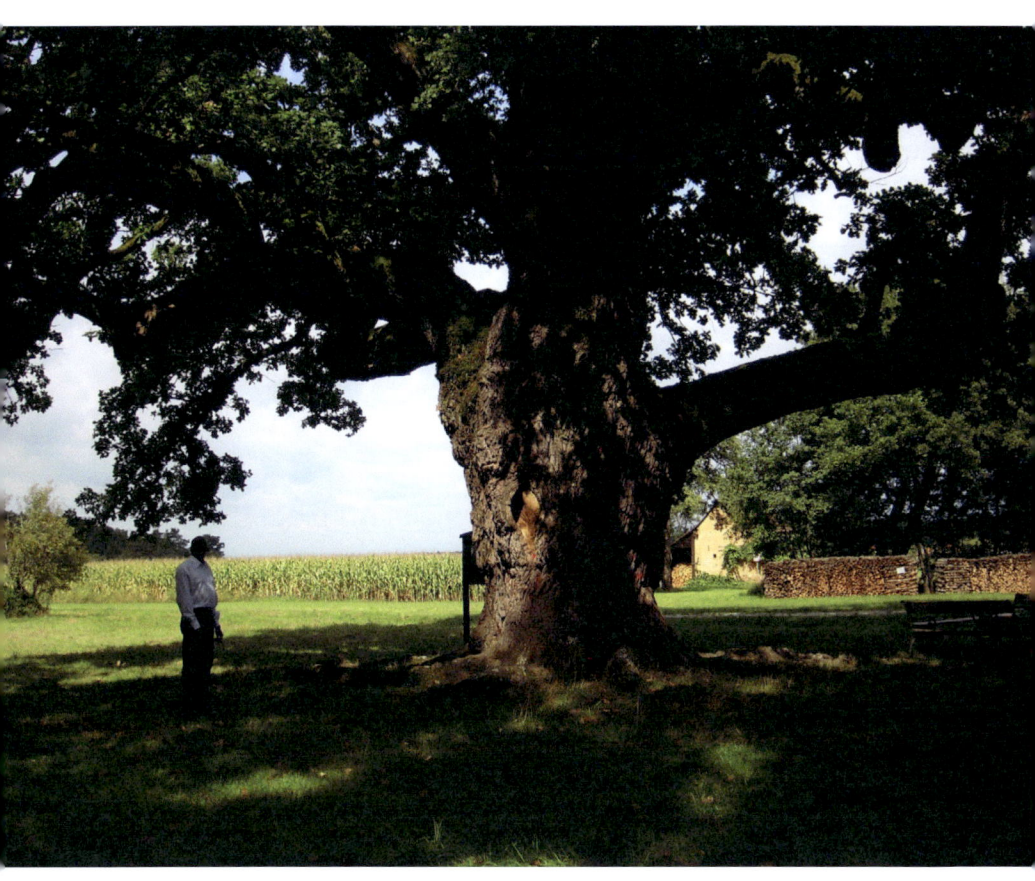

Wie arbeitet
der Lebensenergieberater?

Natürlich lässt sich diese Frage nicht so leicht und pauschal beantworten. Denn wie jeder Mensch ist auch jeder Lebensengerieberater ein Individuum, und gerade in diesem Bereich wäre ein Vorgehen nach „Schema F" völlig undenkbar. Aber selbstverständlich gibt es Grundprinzipien, die ich Ihnen hier kurz aufzeigen kann.

In einem aufmerksam geführten Eingangsgespräch lassen sich neben der Aufnahme einer sorgfältigen Anamnese oftmals auch schon Hinweise auf vorhandene Blockaden oder Fehlinformationen im System entdecken.

Der klassische Lebensenergieberater® nach Körbler (1938-1994, Begründer der von ihm so benannten „neuen Homöopathie") wird mit Hilfe der „Einhandrute" u.a. Meridianpunkte und Meridiane nach Blockaden absuchen und, wenn vorhanden, mit geometrischen Formen diese Unbalancen ausgleichen.

Wie soll das denn gehen? O.k. gehen wir ein klein bisschen tiefer, aber wirklich nur ein kleines bisschen – Herr Körbler wird es mir sicher nachsehen (oder wie gut sind Sie in Physik?):

Jede Welle (Schwingung) besitzt eine bestimmte Amplitude, eine bestimmte Frequenz und eine gewisse Länge. Jede einzelne unserer Billionen Körperzellen sendet permanent Ihre Schwingung aus und trifft somit auf die verschiedensten Schwingungen von außen.

14

Je nachdem, wie sich Amplitude, Frequenz und Polarität dieser Wellen zu einander verhalten verstärken, schwächen oder blockieren sie sich. Die geometrischen Formen wirken hier wie Schaltelemente, die die eintreffenden Energien zum harmonischen Schwingen modifizieren.

Von dieser „Urform" der Austestung und Ausgleichung gibt es mittlerweile diverse Erweiterungen und wohl auch Verbesserungen, deren ausführliche Abhandlung hier aber den Rahmen sprengen würde.

Soviel sei jedoch noch gesagt, dass sich mit dieser Testmethode neben Blockaden auch Unverträglichkeiten, Allergien, innere und äußere Störfaktoren, und alle Unbalancen im System aufspüren lassen.

Neben den geometrischen Formen (die ein Hauptmerkmal der Lebensenergieberatung sind und sie dadurch von anderen Energiepraktiken wie z.B. Rieki unterscheiden), kommen dann je nach Bedarf, welcher ebenfalls ausgetestet wird, die später beschriebenen energiesteigernden Hilfen zur Anwendung.

Was ist die Austestung?

Die Austestung ist die „Untersuchungsmethode" der Lebensenergieberatung. Hier werden die Schwingungen, die das
Testobjekt abgibt überprüft.

Sie glauben Ihr Esstisch schwingt nicht, weit gefehlt. Könnten Sie
ihn unter einem starken Elektronenmikroskop betrachten, Sie
würden sich wundern, was da abgeht.

Wie schon gesagt, arbeitet der Lebensenergieberater meist mit
Hilfe einer Einhandrute, auch Tensor genannt. Dieses Instrument
dient der Sichtbarmachung der aufgenommenen Schwingungen,
die ein Körper (sei er organisch oder nicht) abgibt.

Wir alle nehmen die Schwingungen anderer wahr, bewusst oder
unbewusst. Ist uns jemand auf Anhieb sympathisch oder treten wir
bei einem Gespräch lieber einen Schritt von unserem Gegenüber
zurück? Es ist die Schwingung, die vom anderen ausgeht und mit
unserer harmoniert (in Resonanz tritt) oder nicht.
Diese Schwingungen also nimmt der Lebensenergieberater auf,
und der Tensor macht sie sichtbar.
Die Bewegungen des Tensors spiegeln verschiedene Zustände, je
nach Art der Abfrage, wieder:

Vektorprüfung: hier zeigt die Rute den Grad der Abweichung vom Idealzustand an.

Resonanzprüfung: die Rute zeigt ob zwei Testobjekte zu einander in Resonanz gehen oder nicht.
Und weil ich Beispiele so liebe, hier eins für „in Resonanz treten":
Nehmen wir 3 Stimmgabeln, wie sie z.B. ein Klavierstimmer benutzt. 2 Gabeln haben den gleichen Klang, die dritte einen anderen.
Stellen wir jeweils 2 Gabeln nebeneinander und stoßen wir die eine an. Sie beginnt zu schwingen und ihren Ton zu erzeugen. Ist die nebenstehende die mit dem gleichen Klang, wird auch sie zu schwingen beginnen, ohne dass wir sie berühren. Ist es die mit dem anderen Klang tut sich nichts.
Das ist Resonanz – zwei Körper schwingen in der gleichen Frequenz.

Für unsere Austestung bedeutet dies, treten zwei Dinge zuein-ander in Resonanz, so reagieren Sie positiv auf einander. Wenn Sie eine echte Allergie gegen Erdbeeren haben, werden Sie und die Erdbeere bei einer Testung also nicht in Resonanz treten. Und wenn doch, dann sind es vielleicht nur die Erdbeeren aus Tante Hildes Garten, weil da etwas mit Ihnen und Tante Hilde ist. Über Ursachen werden wir noch sprechen.

Qualitätstest: Damit lässt sich die Qualität z.B. eines Produktes testen. Je besser dieser Test ausfällt, desto unbedenklicher können wir dieses Produkt nutzen.

Ja – Nein – Abfrage: erklärt sich von selbst

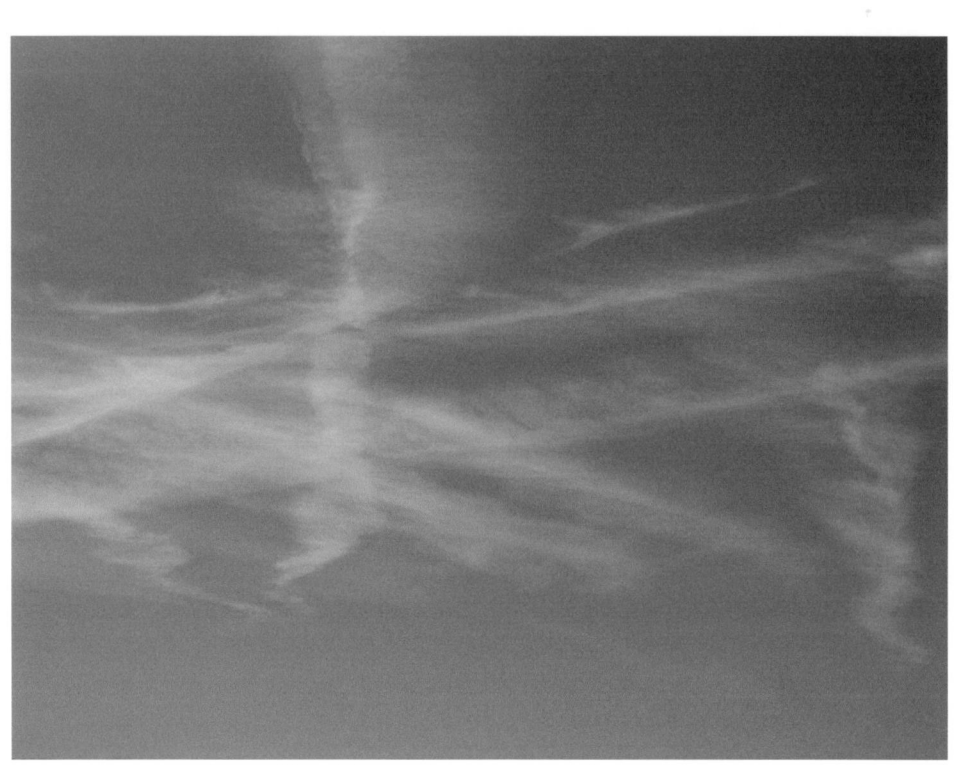

Welchen Einflüssen sind wir heute ausgesetzt?

So wichtig unsere Einstellung zu uns selbst ist, die Einflüsse, denen wir von außen ausgesetzt sind, dürfen nicht unbeachtet bleiben.

Das beginnt bei der Nahrung die wir zu uns nehmen, über die Stoffe in die wir uns kleiden, die Produkte mit denen wir täglich hantieren, die Strahlungen, die neben den naturgegebenen auf uns einwirken, bis hin zu den Informationen, die wir aufnehmen und den Gefühlen, die uns entgegen gebracht werden.

All diese Dinge, die von außen auf uns zukommen, beeinflussen unser Wohlbefinden, unsere Gesundheit, unser Empfinden, unser Denken und Fühlen.

So können wir also schon beim Einkauf die Weichen stellen für mehr Lebensqualität und mehr Lebensenergie. Die moderne Nahrungsmittelindustrie bietet uns eine Vielzahl von Produkten, von nahrhaft und bekömmlich, bis krankmachend und giftig. Unser Körper ist nicht geschaffen, um Chemikalien zu sich zu nehmen. Und mit jedem Essen nehmen wir dessen Energien in uns auf. „Eure Nahrung soll Euer Heilmittel sein" (Hippokrates) Lebensmittel sollen Mittel zum Leben sein und nicht nur Magenfüller.

Bei allen „Hygiene-Produkten" ist zu hinterfragen, ob deren Wirkung wirklich nötig und sinnvoll ist.

Und es gibt auch so etwas wie Gedankenhygiene. Schauen wir doch einmal genauer hin, welche Informationen wir uns da täglich so reinziehen.

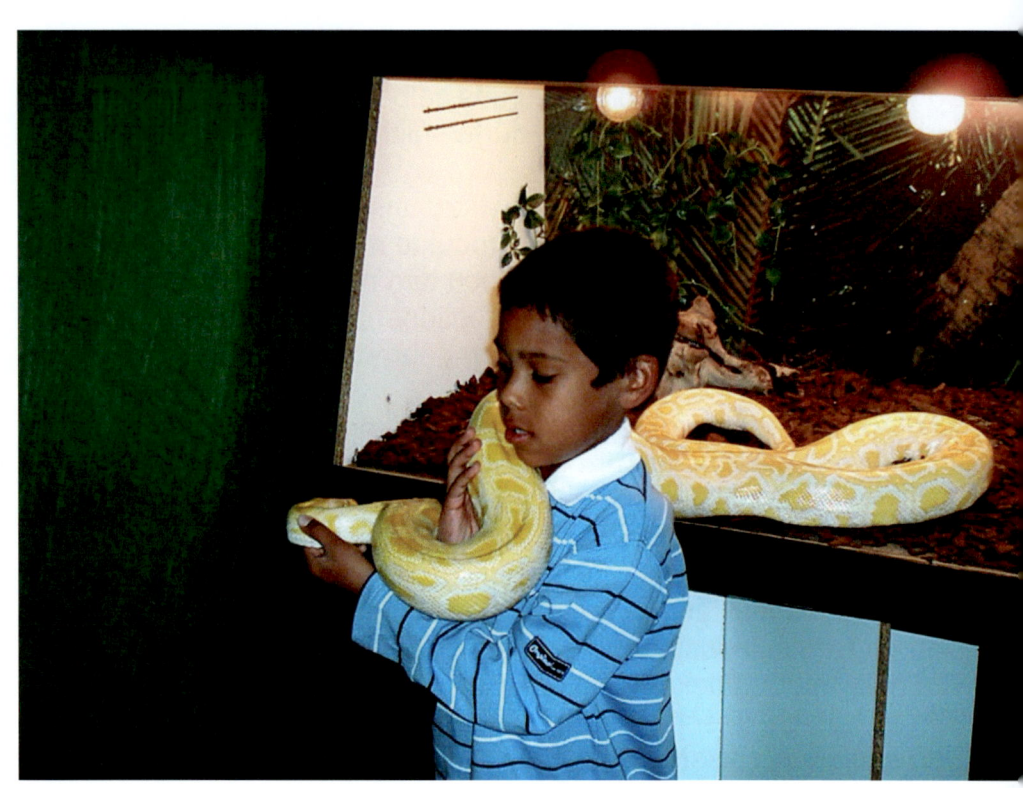

Die Bedeutung von Informationen

Die Bedeutung *dieser* Information? Lernen Sie sich selbst besser verstehen. Nein, das war noch nicht alles.

Wir leben im Zeitalter der Information. Multimedia, das Internet, die unvermeidliche Werbeflut bieten uns In- und Desinformation und Reizüberflutung im Übermaß.

Aber welche Bedeutung hat Information für unsere Gesundheit, abgesehen vom Krankenkassenbeitrag und dem Beipackzettel bei Medikamenten?

Der menschliche Körper lebt von Informationen. Jede unser Zellen und unser Gehirn hat Millionen von Informationen gespeichert, z.B. auch, damit wir rot von grün unterscheiden, süß von sauer, heiß von kalt, gut von schlecht.

Aha, gut von schlecht!

Wer hat dem heuschnupfengeplagten Körper eigentlich die Information gegeben, Birkenpollen seien schlecht und er müsse sie bekämpfen? Wie kann man ihn von diesem Irrweg abbringen und ihn dazu bewegen, diese wieder als unbedenkliche Zeitgenossen einzustufen?

Durch richtige Information.

So wie wir unsere Meinung durch neue Informationen ändern können, kann es auch unser Körper.

Ihr Lebensenergieberater zeigt Ihnen wie.

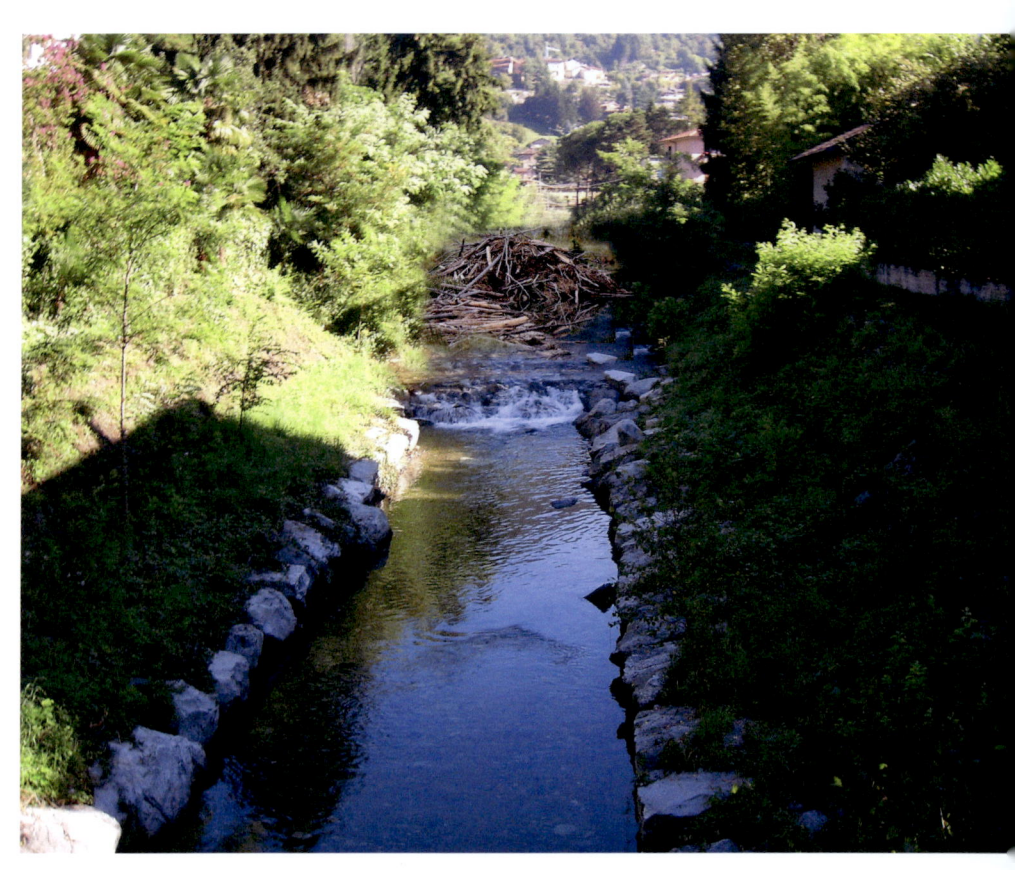

Was sind Blockaden?

Wie der Name schon sagt, hier ist etwas blockiert, hier liegt ein Hindernis vor, das den Energiefluss stört.

Zur Verdeutlichung, wie Blockaden wirken, denken wir bitte wieder an den Blutkreislauf. Eine Blockade im Blutkreislauf kann durch Verengung der Adern, durch ein Blutgerinnsel oder durch einen Fremdkörper im Kreislauf auftreten. Die Verengung kann durch äußere Einwirkung, Krankheit, schlechte Ernährung, den Konsum von „Genussmitteln" entstehen. Es gibt also auch hier unterschiedlichste Arten von Blockaden und mindestens ebenso viele Ursachen. Zur Behebung dieser Blockaden bedient man sich ebenso unterschiedlicher Methoden: Operationen, Medikamente, Physiotherapien, etc.

Eine Blockade im Energiekreislauf mag andere Ursachen haben, hat aber den gleichen Effekt. Die gleichmäßige Zirkulation ist gestört, und somit die Versorgung des gesamten Systems nicht mehr optimal. Es kommt zu Über- und Unterversorgung, zu Stauungen und zu Mangel.

Wie entstehen Blockaden?

Die Ursachen von energetischen Blockaden sind so vielfältig und unterschiedlich wie die Menschen selbst. Auch können Blockaden in den verschiedenen Ebenen auftreten:

körperlich z.B. durch Vernarbungen
seelisch z.B. durch erlebte Traumata
geistig z.B. durch eine falsche Einstellung oder Sichtweise

Wie können Blockaden gelöst werden?

Es gilt also in der Lebensenergieberatung zunächst festzustellen, auf welcher Ebene Blockaden vorliegen und diese entsprechend zu lösen.

Hierbei geschieht es nicht selten, dass durch das Lösen bereits einer Blockade auch andere beginnen sich zu lösen, da ja das gesamte System in Bewegung gerät und sich verändert.

Berühre ich nur einen Faden eines Spinnennetzes, so beginnt das ganze Netz zu schwingen.

Je nach dem, auf welcher Ebene eine Blockade vorliegt, kommen unterschiedliche Methoden zum Lösen derselben zum Einsatz.

So können wir z.B. mit geometrischen Formen Blockaden auf den Meridianen, aber auch in einzelnen Organen, Körperteilen, bzw. deren Funktionen lösen.

Blockaden auf der seelischen Ebene lassen sich u.a. durch Affirmationen beheben.

Meditationsübungen oder Visualisierungen eigenen sich neben anderem zum Lösen von Blockaden im geistigen Bereich.

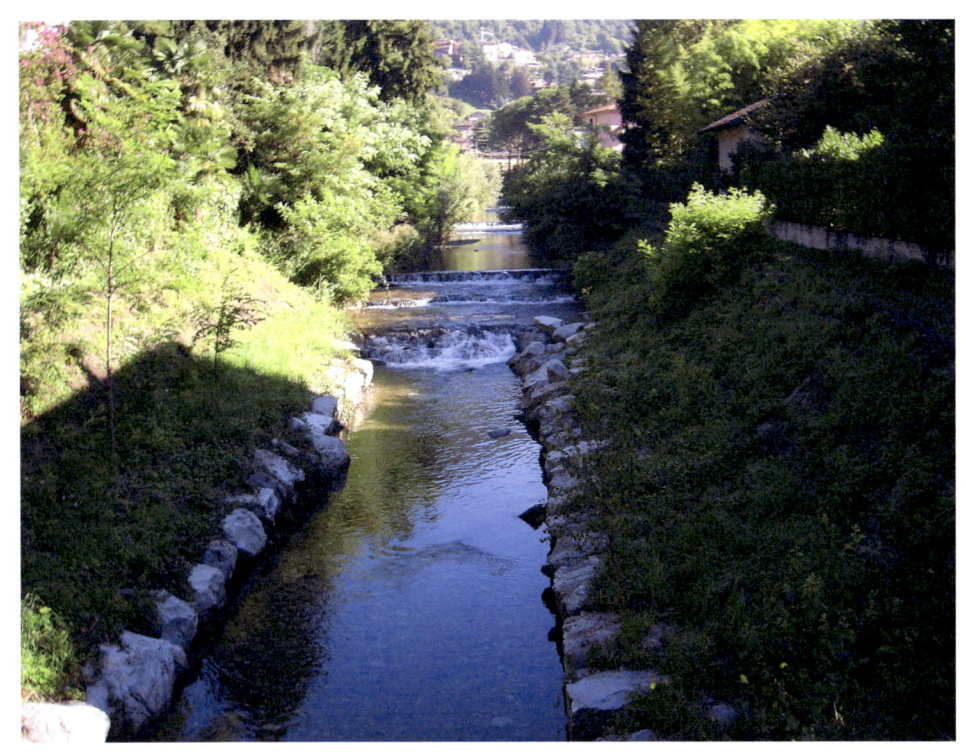

Gedanken und Gefühle

Nur wenn wir den Menschen als Ganzes betrachten können wir den Ursprung seiner Unbalance finden.

Leider ist die ganzheitliche Sicht, die früher auch in der westlichen Medizin die Grundlage jeder Behandlung war, zeitweise gänzlich verschwunden und kehrt erst sehr langsam wieder zurück.

Den Menschen als eine aus Einzelteilen bestehende Maschine, ohne Verbindung dieser Einzelteile zu Geist und Seele zu sehen, führt zu einer Symptombehandlung, die die Ursachen unbeachtet lässt.

Wie sehr aber Körper, Geist und Seele verbunden sind, kann jeder von uns im Alltag feststellen.

Als Sie das letzte Mal so richtig verliebet waren, da hat es in der Magengegend gekribbelt, Sie waren auch körperlich gut drauf.

Beim Erhalt einer wirklich schlimmen Nachricht krampft sich unser Magen zusammen und wir fühlen uns körperlich unbehaglich.

Unsere Gedanken und Gefühle nehmen Einfluss auf unser körperliches Befinden und umgekehrt.

Viele Dinge, die der „Volksmund" so von sich gibt beschreiben diese Zustände: das schlägt mir auf den Magen, das bricht mir das Kreuz, es geht mir an die Nieren, u.s.w.

Wenn wir also etwas in unserem Denken und Fühlen verändern, verändern wir auch etwas in unserem Körper. Das funktioniert zum negativen, wie zum positiven.

Man kann sich in seinen Schmerzen „suhlen", und sie damit schön festhalten. Man kann sie aber auch akzeptieren und dann loslassen und sie verschwinden so schnell, wie sie kamen.

Das Betäuben durch Medikamente mag eine zeitweilige Lösung zur Erleichterung sein, wird aber Heilung im wahren Sinne nicht bringen.

Die Lebensenergieberatung hilft uns Gedanken und Gefühle, die uns negativ beeinflussen aufzuspüren und in die positive Richtung zu verändern.

Die etwas platte Verallgemeinerung des „positiven Denkens" hat also durchaus ihre Berechtigung, auch wenn es zur wirklichen Veränderung etwas tiefer gehen muss.

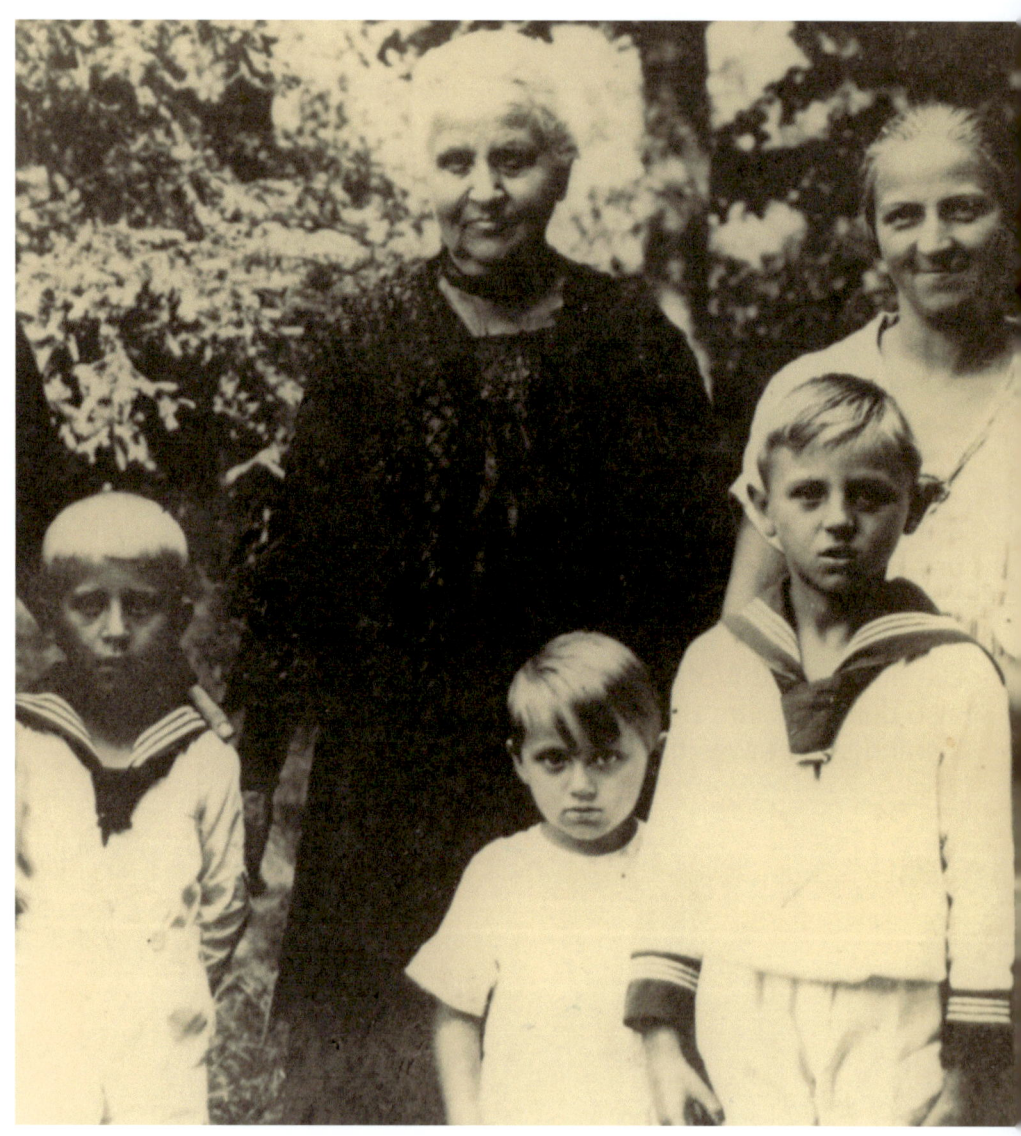

Was sind Energiebänder?

Wenn wir davon ausgehen, dass alles im Universum miteinander vernetzt ist, Netzwerke sind also nicht nur in unserer heutigen Gesellschaft sehr populär, so ergibt sich folgerichtig, dass auch alle Menschen untereinander vernetzt sind.

Sicher haben auch Sie schon erlebt, dass Sie gerade dachten, den oder die müsste ich mal wieder anrufen, und kaum gedacht, klingelt das Telefon, und derjenige ist in der Leitung. Klappt nicht immer, manche sitzen halt auch auf ihrer mentalen Leitung, aber immer öfter.

Solch ein „Band" in der Vernetzung kann stärker oder schwächer und für uns mehr oder weniger positiv sein.
Die direkte Verbindung zwischen zwei Menschen auf Grund einer besonderen Beziehung (Verwandtschaft, Liebe, Freundschaft, etc.) bezeichnen wir als Energieband.

Ist diese direkte Verbindung (auf mentaler Ebene) für uns nicht förderlich oder sinnvoll, so sollten wir uns von ihr lösen. Das hat nicht selten auch eine äußerst positive Auswirkung auf unsere physische Beziehung zu diesem Menschen.

Wie wirken energiesteigernde Hilfen?

Jede höhere Energie hebt eine schwächere auf eine höhere Ebene.
Nach diesem Prinzip arbeiten alle energiesteigernden Hilfen, die
höhere hilft der schwächeren wieder stärker zu werden.

Vielleicht lässt sich dies mit einem Vergleich verdeutlichen
(der männliche Leser möge sich den Text bitte umgestalten):

Heute morgen wären Sie lieber im Bett geblieben, als aufzustehen.
Als Sie sich im Spiegel sahen, fragten Sie sich, wer ist die alte Frau
da? Und dann hat auch noch die Strumpfhose eine Laufmasche.
„Prima, ich bin ganz unten."
Da strömt der Duft von frischen Kaffee durch die Wohnung, Ihre
bessere Hälfte ruft: „Schatz, ich habe Frühstück gemacht!" Sie
bekommen ein strahlendes Lächeln und einen dicken Kuss und
vielleicht sogar die drei berühmten Worte. Da können Sie doch gar
nicht anders, als den strahlend blauen Himmel draußen zu sehen
und das tolle Frühstück zu genießen.
Eine positivere Energie hat Sie nach oben gezogen.

Welche energiesteigernden Hilfen gibt es?

Diese Auflistung (nach dem Alphabet, nicht nach einer Gewichtung) erhebt keinen Anspruch auf Vollständigkeit, sondern soll lediglich verdeutlichen, wie vielseitig die Möglichkeiten sind.

Affirmationen
Aura Soma
Atemtechniken
Bachblüten
Baumblüten
Berührungen
Edelsteine
Farben
freie Energien
geometrische Formen
Heart-Brain Coherence
heilende Bilder
Homöopathika
Nahrungsergänzungen
Sanjeevini
Schüsslersalze
Töne
Transformer
Visualisierung
Wohnraumentstörung
Zahlen

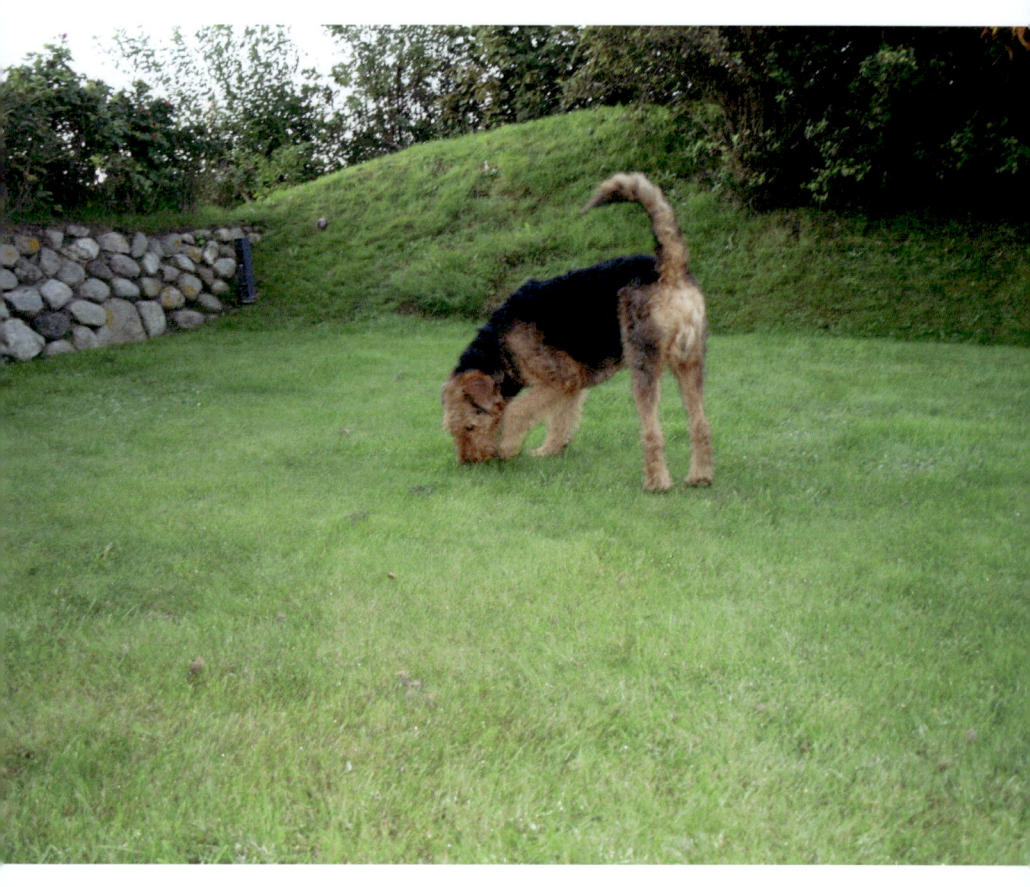

Wie finde ich meine Methode, mein Hilfsmittel?

Es gibt zwei Möglichkeiten: fragen Sie sich selbst oder Ihren Lebensenergieberater.

Zur ersten Möglichkeit: alles, was Ihnen gut tut, Ihnen wirklich Freude bereitet, Sie glücklich macht, Ihnen echtes Wohlbefinden schenkt kann eigentlich nur hilfreich sein.

Wenn Sie sich da nicht so ganz sicher sind, oder diese Dinge noch nicht den gewünschten Erfolg bringen, holen Sie sich professionellere Hilfe.

Ein Lebensenergieberater kann Sie dabei unterstützen noch näher an die Ursache des „Übels" heranzukommen und damit noch gezielter an der Behebung nicht nur der Symptome, sondern der Ursache zu arbeiten.

Denn das ist der Knackpunkt bei jeder ganzheitlichen Betrachtung.

Leider werden heute noch immer in vielen Bereichen nur die Symptome gesehen und behoben. Bleibt die Ursache aber bestehen, werden diese Symptome früher oder später, eventuell auch in etwas anderer Form, aber ganz bestimmt, wieder auftauchen.

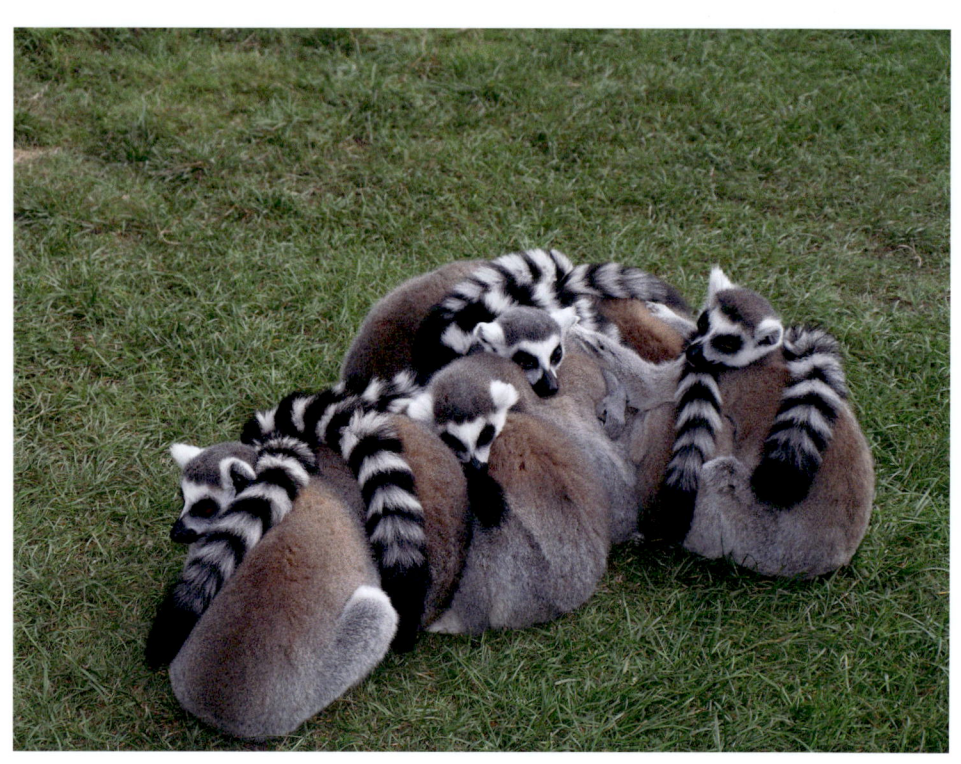

Kurzer Exkurs in die Quantenphysik

„Quantenheilung", „Matrix", „das Feld", Schlagworte, die in letzter Zeit in aller Munde sind. Daher sei auch dieses Thema zumindest kurz angesprochen.

Die Quantenphysik hat den Nachweis erbracht, dass jedes Teilchen, welches einmal mit einem anderen Teilchen verschränkt (verbunden) war, diese Verbindung niemals verliert, egal wie weit entfernt die beiden Teilchen voneinander sind. Eine Information, die man dem einen Teilchen zukommen lässt, erreicht gleichzeitig auch das andere Teilchen.

Einmal gespeicherte Informationen gehen nicht verloren, sie stehen jederzeit abrufbar bereit.

Da in unserem Universum alles miteinander verbunden ist, stehen somit alle Informationen auch allen zur Verfügung. Es ist lediglich nötig, den Zugang zu diesen Informationen zu öffnen und sie ggf. in das System einzuspielen.

Die Matrix, das Feld, das morphogenetische Feld sind sämtlich Bezeichnungen für das alles verbindende Energiefeld, in dem alle Informationen vorhanden, und aus dem diese komplett abrufbar sind.

Jeder Organismus auf dieser Erde lebt von und mit Informationen. Welche Möglichkeiten sich daher aus dem Zugang zum „Feld" ergeben, mag sich jeder selbst überlegen.

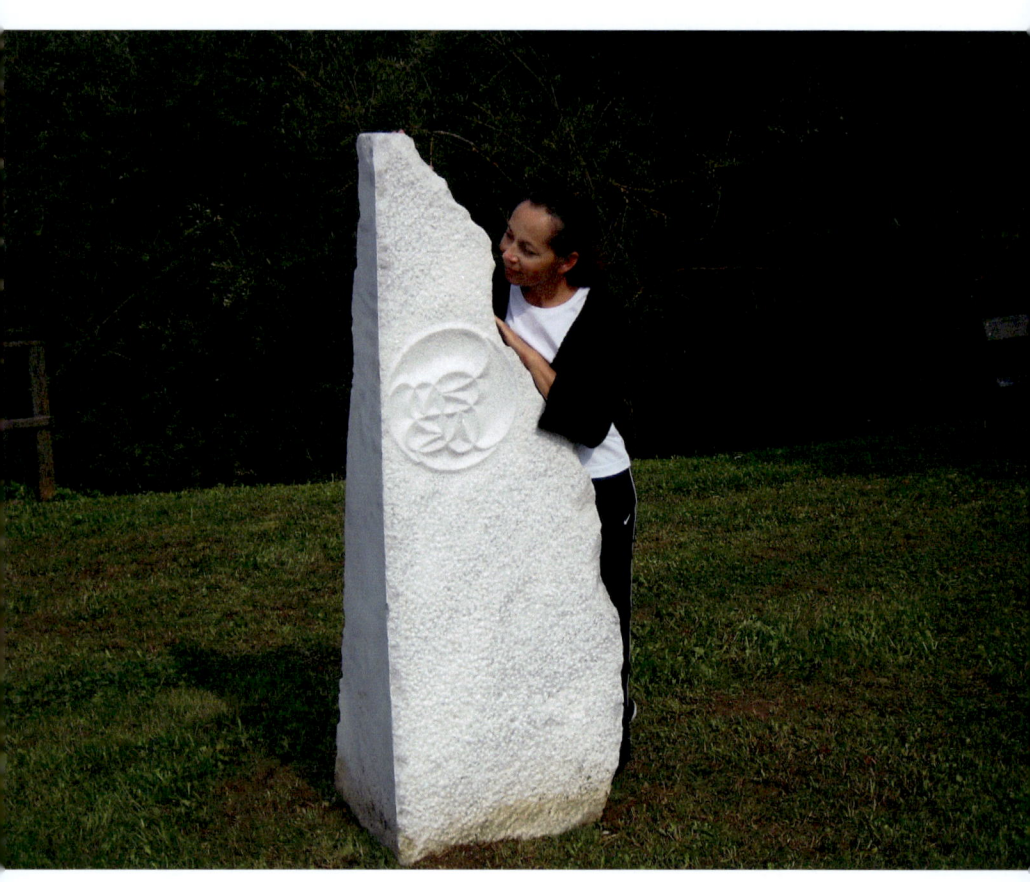

Kleiner Ausflug in die Geomantie

Geomantie oder Geomantik (altgr. geo = Erde, mantie = Weissagung, also in etwa Weissagung aus der Erde, bzw. Geo = Erde / Mantik = Seher). Die ältesten schriftlichen Überlieferungen stammen unter anderem von den Chinesen, im "Buch der Riten", 1000 v.Chr., und in unserem Kulturkreis von den Griechen und Römern. Vom römischen Städtebauer Vitruvius Pollio sind in den "Zehn Büchern über Architektur" umfassende und detaillierte Schriften über die Beachtung der Erdenergien erhalten.
In der Geomantie werden die emotionalen und energetischen Wirkungen der Erdkräfte betrachtet und analysiert.
Soweit der Exkurs in den Bereich der Lexika.

Vereinfacht (echte Geomantiker mögen es mir nachsehen) gesagt: die Geomantie ist das westliche Gegenstück zum heute so beliebten Feng Shui. Im Idealfall ergänzen sich beide Methoden, aber hier wollen wir nur kurz auf die Geomantie eingehen, um auch diesen Bereich der Lebensenergieberatung wenigstens am Rande gestreift zu haben.

Die Geomantie beschäftigt sich mit der Qualität eines Ortes, dies kann ein ganzes Gebäude, ein einzelner Raum, ein Garten oder ein ganzes Landschaftsareal sein.

Die Qualität eines Raumes hat jeder von uns schon erfahren, wenn er ein Zimmer betrat und sich sofort darin wohl fühlte, sich am liebsten gleich zu einem gemütlichen Plausch auf der Couch niedergelassen hätte, oder aber aus unerfindlichen Gründen, den Laden in dem es eigentlich das, was er wollte, gegeben hätte, unverrichteter Dinge möglichst schnell wieder verließ.

Auch wer nicht religiös ist, kann in einer alten Kirche (am besten einem Dom) mit etwas Sensitivität die unterschiedlichen Qualitäten erspüren. Um Altar und Kanzel wird stets die stärkste Energie herrschen, während die Sitzreihen der Gläubigen auf einem Ort mit schwacher Energie platziert sind. Dies ist kein Zufall, sondern bewusst in der architektonischen Planung und Ausrichtung des Bauwerks berücksichtigt.

Die elektromagnetischen Felder der Erde (an denen sich z.b. die Zugvögel orientieren) haben natürlich eine Auswirkung und einen Einfluss auf Organismen, die ebenfalls mit Elektromagnetismus arbeiten, wie eben menschliche Körper.

Daher haben Orte mit unterschiedlichen Qualitäten unterschiedliche Auswirkungen auf uns. Ein Platz an dem wir sehr gut schlafen, ist nicht unbedingt die richtige Stelle um konzentriert zu arbeiten. Auch gibt es Orte und Ortsqualitäten, die unserem Wohlbefinden und unserer Gesundheit nicht zuträglich sind. Und dies muss nicht unbedingt nur unter einer Starkstromleitung oder neben einem Sendemast sein, auch natürliche Gegebenheiten sind nicht immer positiv. Zwar gibt es garantiert nicht so viele Wasseradern (manche behaupten es gäbe diese überhaupt nicht) wie in Deutschland aufgespürt werden (da wären wir schon längst weggeschwommen), aber der Einfluss von Störzonen lässt sich nicht leugnen, jedoch beheben oder verändern.

Dies ist das Arbeitsfeld des Geomanten und auch teilweise des Lebensenergieberaters, der eben solche Störzonen aufspüren und ggf. Ihre Qualität verändern kann.

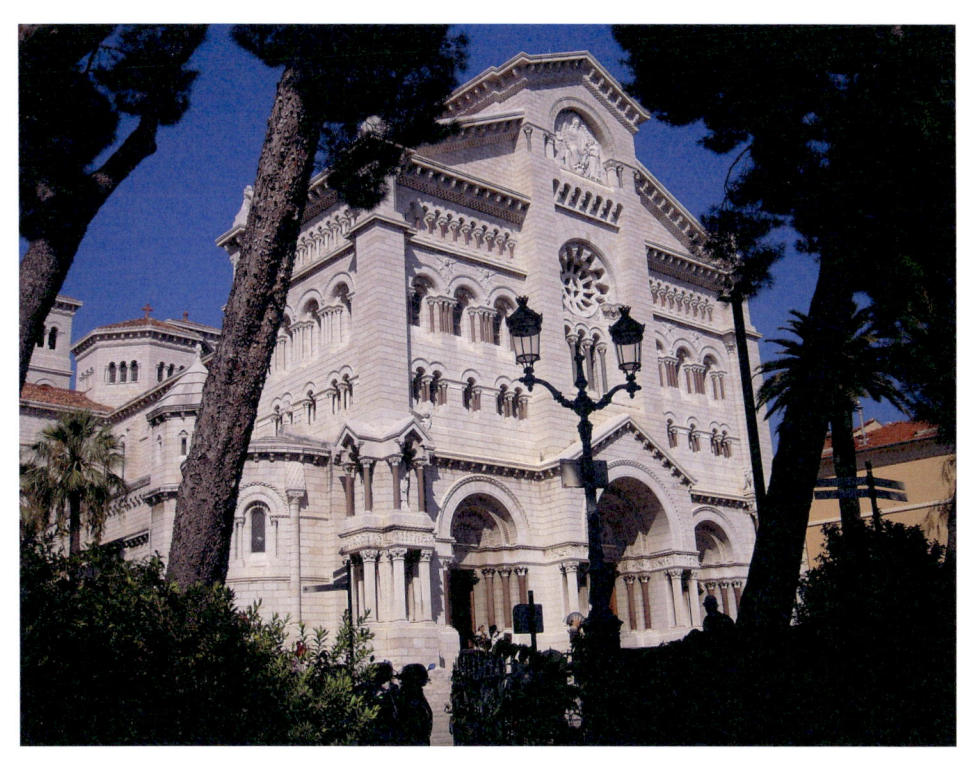

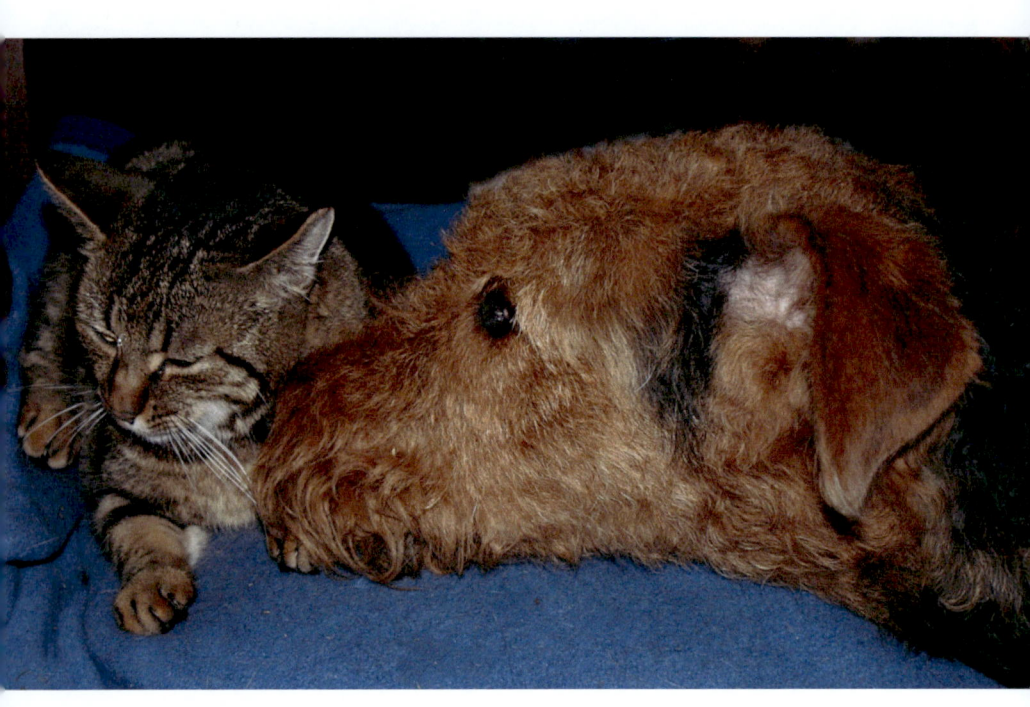

Funktioniert das auch bei Tieren?

Aber hallo, und wie!

Tiere, übrigens ebenso wie Kleinkinder (das wäre noch mal ein Thema für sich), reagieren noch viel direkter und sensibler, da sie größtenteils weniger belastet sind als erwachsene Menschen. Und diese Belastung ist in mehrerlei Hinsicht zu verstehen, sowohl physisch, als auch psychisch.

Die Ergebnisse bei Tieren sind im Übrigen auch ein wunderbarer Beweis für die Wirkungsweise und Wirkkraft energetischer Methoden, oder haben Sie in der Tiermedizin (bezogen auf das Tier, nicht den Besitzer oder Tester) schon mal den Begriff Placeboeffekt gehört?

Außerdem bedarf es bei der Lebensenergieberatung nicht immer zwingend eines Gesprächs, was diese Methode für das Arbeiten mit Tieren geradezu prädestiniert.

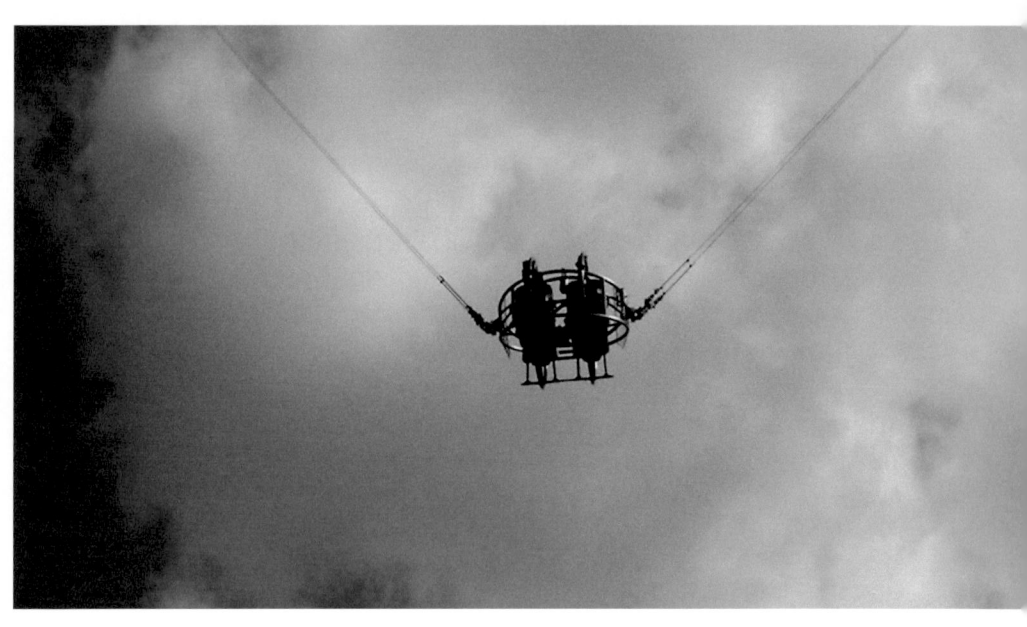

Was ist der Haken an der Sache?

Dachten Sie wirklich, so, na das ist ja einfach, da geh ich doch gleich hin und lass mal machen!?

Nein, nein, natürlich hat die Sache einen Pferdefuß, nämlich: Sie müssen es selbst wollen und tun, denn nur Sie selbst können in Ihrem Leben etwas verändern. Jeder andere, ob Arzt, Therapeut oder Lebensenergieberater, kann Ihnen immer nur eine Hilfestellung geben, die eigentliche Arbeit müssen Sie selbst tun. Auch wenn Sie es manchmal gar nicht merken: Eine Wunde heilt nicht von selbst, Ihr Körper, also Sie selbst, leistet eine enorme Arbeit um diese Heilung vorzunehmen.

Für eine Veränderung mit Hilfe der Lebensenergieberatung bedeutet dies:

Sie müssen die Affirmationen sprechen, *Sie* müssen die Energiebänder lösen, *Sie* müssen die heilenden Bilder betrachten, *Sie* müssen Ihre Gedanken kontrollieren und ändern.

Sie müssen sich selbst heilen, denn das kann niemand sonst für Sie tun, nur Sie selbst.

Nur wenn Sie Ihr Leben, Ihre Gesundheit, Ihr Wohlbefinden selbst in die Hand nehmen wird sich etwas ändern, dann aber ganz gewiss und mit wachsendem Erfolg und dauerhaft.

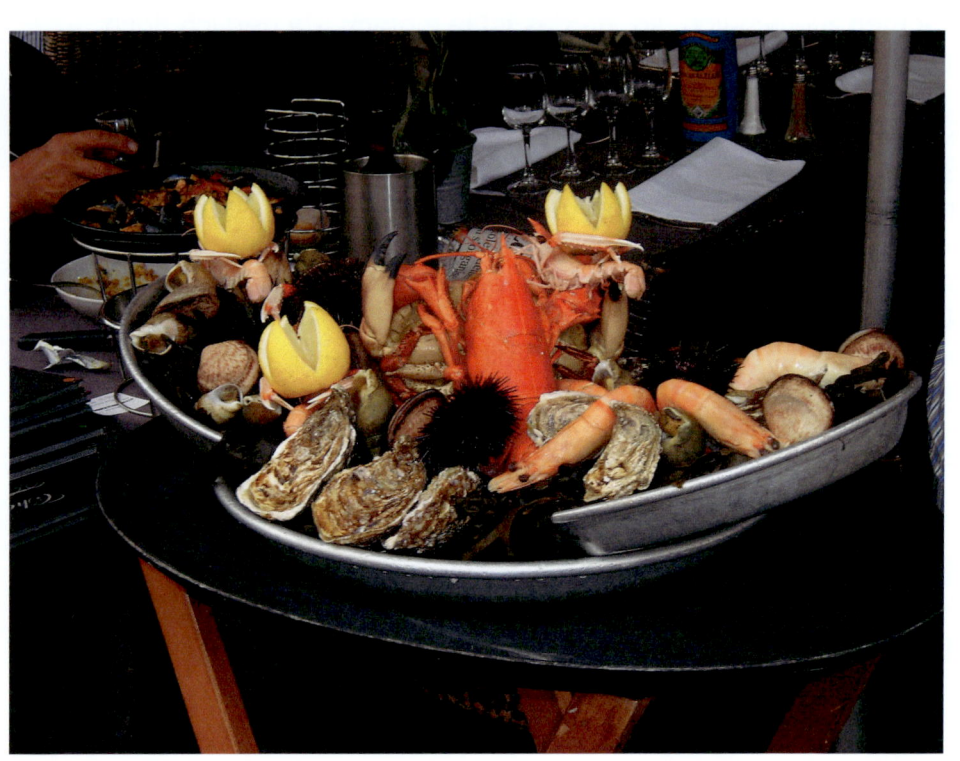

Beispiele aus der Praxis

Das kleinste zuerst: Ein Mückenstich hört nach dem Aufzeichnen einer geometrischen Form (+ oder ∿) in kürzester Zeit auf zu jucken, schwillt weniger an und verschwindet schneller.

Auch mit kinesiologischer Testung des Muskeltonus lässt sich, z.B. die Schwächung durch Handystrahlung feststellen. Durch Aufbringen geeigneter geometrischer Formen lässt sich dieser negative Einfluss entstören. Eine nachfolgende gleiche Testung zeigt den Unterschied.

Eine von Kindheit an für über 40 Jahre bestehende Lebensmittelallergie (hier gegen Fischeiweiß) verschwand nach Narbenentstörung, Energieband lösen, Lösung der Blockaden mit geometrischen Formen und dem Betrachten heilender Bilder innerhalb weniger Monate vollständig.

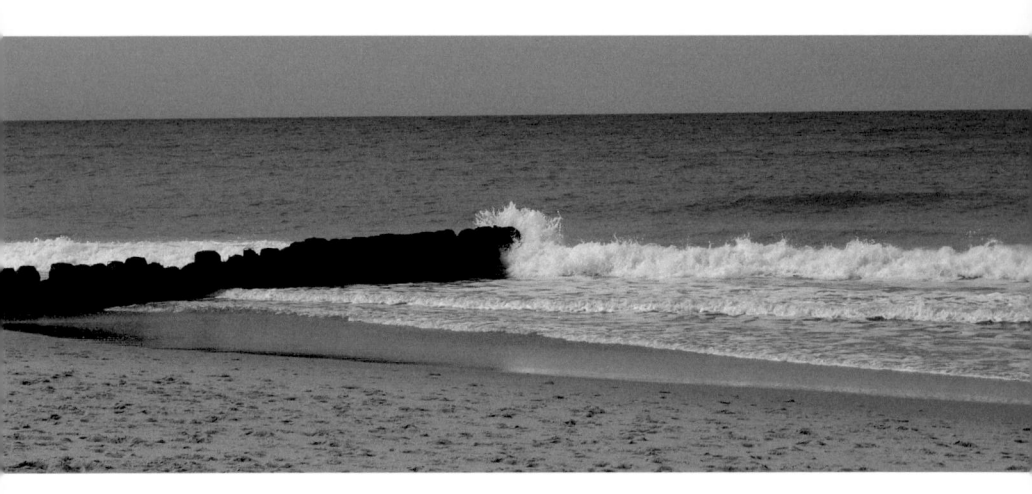

Kleine Tipps für den Alltag

Damit Sie sich nun nicht völlig umsonst durch all diese Information gekämpft haben und bevor Sie sich auf die Suche nach dem Lebensenergieberater Ihres Vertrauens begeben, hier ein paar Tipps, die Ihnen schon vorab helfen, einige Schritte in die richtige Richtung zu unternehmen und deren Befolgung ganz nebenbei Ihrem Lebensenergieberater die Arbeit schon gleich etwas erleichtert.

1. Wasser
   Der Mensch besteht bei seiner Geburt zu 75 % aus Wasser. Im Laufe der Jahre und je nach Lebensumständen nimmt der Wasseranteil (in den meisten Fällen stetig) ab. Dieser Umstand ist weder gewollt noch förderlich. Sorgen Sie daher für einen ausgeglichenen Wasserhaushalt in Ihrem Körper. Trinken Sie ausreichend (wie viel das im einzelnen sei, darüber streitet sich die Wissenschaft, je nach Standpunkt und Lobbyzugehörigkeit, aber 1.5 l pro Tag dürfen es schon sein) energiereiches Wasser. Energiereich bedeutet so natürlich wie möglich (im Idealfall Quellwasser), ohne Kohlensäure, ggf. gefiltert und energetisiert (hierfür gibt es zahlreiche Hilfsmittel, von Edelsteinen, über Transformer, bis hin zu technischen Geräten).

2. Salz
   Verzichten Sie auf reines Natriumchlorid (das ist unser
   handelsübliches Speisesalz).
   Echtes Salz (Kristallsalz, Steinsalz, Meersalz von hoher
   Qualität) enthält (auch hier scheiden sich die wissen-
   schaftlichen Geister, es ist von 10 bis 84 Elementen die
   Rede) auf jeden Fall bedeutend mehr Spurenelemente und
   hat vor allem eine andere kristalline Struktur wodurch es von
   unserem Körper besser verarbeitet werden kann, was auch
   für die Speicherung vor allem von intrazellulärem Wasser
   von größter Bedeutung ist.

3. Säure-Basen-Haushalt
   Machen Sie sich hierüber bitte an anderer Stelle schlau, aber
   seien Sie versichert, dass wir fast alle auf Grund unserer
   Ernährung und unserer Lebensweisen körperlich und/oder
   seelisch übersäuert sind. Und darum

4. Lachen, leben und atmen Sie.
   Genießen Sie viel frische Luft und Licht.
   Geben Sie sich mindestens einmal täglich eine kräftige Dosis
   Freude und Lachen.

   Atmen Sie tief ein und aus
   und genießen Sie Ihr neues Leben.

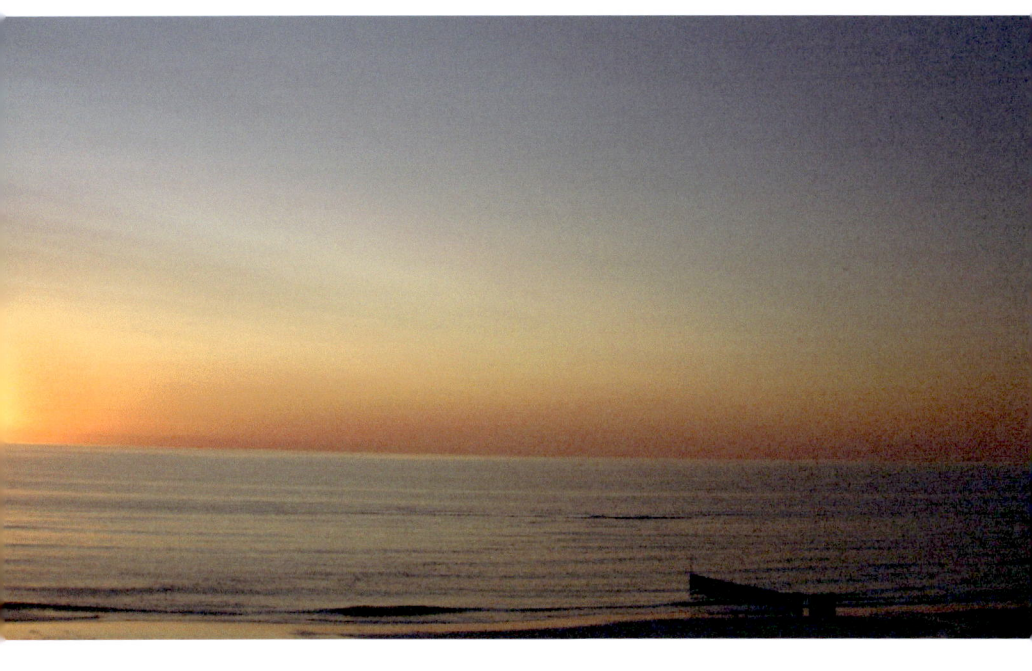

Literaturempfehlungen:

Sie sind nicht krank, sie sind durstig:
Heilung von innen mit Wasser und Salz
Fereydoon Batmanghelidj
ISBN-13: 978-3935767255

Die Botschaft des Wassers:
Sensationelle Bilder von gefrorenen Wasserkristallen
Masaru Emoto
ISBN-13: 978-3867281232

An jedem Zahn hängt immer auch ein ganzer Mensch
Dirk Schreckenbach
ISBN-13: 978-3000119293

Ein medizinischer Insider packt aus: Ein Dokumentarroman
Peter Yoda
ISBN-13: 978-3932576720

Bruce Lipton
Intelligente Zellen: Wie Erfahrungen unsere Gene steuern
ISBN-13: 978-3936862881

Im Einklang mit der göttlichen Matrix:
Wie wir mit Allem verbunden sind
Gregg Braden
ISBN-13: 978-3867280211

Gedanken erschaffen Realität: Die Gesetze des Bewusstseins
Dieter Broers
ISBN-13: 978-3941837171

Moleküle der Gefühle:
Körper, Geist und Emotionen
Candace B. Pert
ISBN-13: 978-3499613395

Nachwort

Egal, wie wir es nennen: Die Natur, die Schöpfung, Gott, das reine Bewußsein …
Es hat etwas Einzigartiges und unglaublich Gelungenes hervorgebracht.

Lebende Organismen und ihre Umwelt sind von Natur aus optimal auf einander abgestimmt. Jeder Organismus, und somit auch der Mensch, ist ein Meisterwerk dieser Schöpfung. Und solange er sich im Einklang mit seiner eigenen und der ihn umgebenden Natur befindet, kann er sich optimal entfalten.

Viele von uns haben sich im Laufe der Zeit zu weit von diesem Einklang entfernt, einige suchen bereits den Weg zurück, wenige haben ihn schon gefunden. Aber für uns alle ist es an der Zeit etwas zu ändern, um diesen Einklang wieder herzustellen.

Und wenn wir zurückdenken an Schwingungen und Vernetzungen: je mehr von uns diesen Weg beschreiten, desto leichter wird er. Denn wir alle sind Teil dieses großen Ganzen und schon ein einzelner Wassertropfen verändert die gesamte Struktur und Schwingung des Meeres.

Geben wir uns also einen Tritt, und verlassen die alten „Trampelpfade". Wenn Sie möchten, begleite ich Sie gerne.

Wenn ich Sie jetzt so richtig neugierig machen konnte

dürfen Sie gerne auch Kontakt mit mir aufnehmen

http://www.lebensenergieberatung.org

Viel Spaß und viel Erfolg in Ihrem neuen, selbstbestimmten Leben

Ihre

Barbara Borchert-Best